Ray. DURAND-FARDEL

Traitement Hydro-Minéral DE LA GOUTTE

Rapport présenté au Ve Congrès de Physiothérapie des médecins de langue française

(Avril 1914, Paris)

PARIS
EDITIONS DE LA " GAZETTE DES EAUX "
3, Rue Humboldt, 3

1914

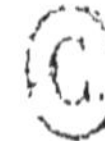

RAY. DURAND-FARDEL

Traitement Hydro-Minéral

DE

LA GOUTTE

Rapport présenté au Ve Congrès de Physiothérapie des médecins de langue française

(Avril 1914, Paris)

PARIS
EDITIONS DE LA "GAZETTE DES EAUX"
3, Rue Humboldt, 3

1914

Traitement hydro-minéral de la Goutte

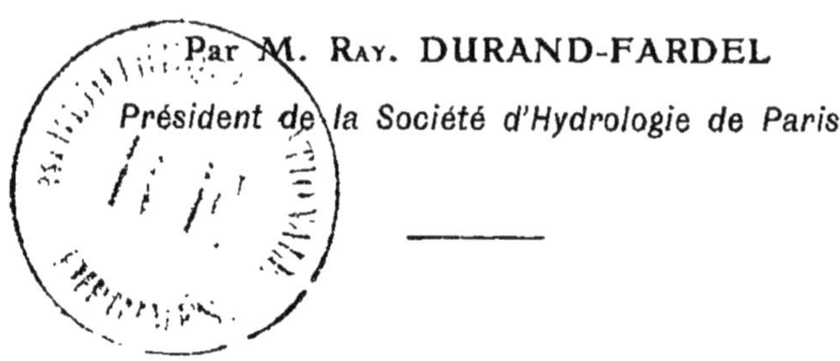

Par M. Ray. DURAND-FARDEL

Président de la Société d'Hydrologie de Paris

Quand on considère les nombreuses publications qui ont pour objet d'établir les indications du traitement hydro-minéral de la goutte, et les innombrables monographies qui ont trait aux stations en particulier, on ne tarde pas à s'apercevoir que toutes, ou presque toutes les eaux minérales, réclament les goutteux.

Si l'on élimine les publications à allures trop commerciales qui, ne tenant pas compte de la spécialisation scientifique, jettent le trouble dans les esprits des médecins comme des clients et discréditent la médication hydro-minérale, il reste encore un nombre considérable de stations dont les caractéristiques sont les plus diverses, et qui sont cependant recommandées dans le traitement de la goutte par les auteurs les plus sérieux.

Est-ce donc, comme tendraient à l'admettre certains balnéologues, que la médication hydro-minérale ne constitue qu'une thérapeutique banale, n'ayant que peu de rapport avec la nature propre de chaque source, et dont la spécialisation ne consiste que dans le mode d'emploi des agents physiques réunis dans la station ? Toute la science hydrologique française proteste contre cette manière de voir.

Il semble plutôt que cette poly-crénothérapie est parallèle à la poly-pharmacothérapie qui, depuis l'origine de la médecine, encombre les formulaires de la goutte.

Toute affection inguérissable est un point d'appel pour les traitements les plus nombreux et souvent les plus hétéroclites : or, si le goutteux peut attendre de la médecine un soulagement à ses maux, s'il est en droit de demander une atténuation à ses douleurs, une diminution dans la fréquence et la gravité de ses crises, une aide contre les tares que ces crises peuvent laisser dans diverses fonctions organiques, il doit savoir, et il sait de longue date, que rien ne pourra faire qu'il ne reste goutteux jusqu'à la fin de ses jours, et comme tel, obligé de combattre perpétuellement son ennemi au moyen des armes que l'hygiène et la thérapeutique mettent à sa disposition.

Or, quoiqu'en prétende un scepticisme plus élégant qu'éclairé, il n'est pas dans cet arsenal d'arme plus puissante que la médication hydro-minérale, qui, seule, est susceptible de modifier le métabolisme des cellules au point de redresser le fonctionnement organique, la nutrition, dans le sens de la normale.

Mais encore faut-il que cette médication soit nettement délimitée et que ses indications, reposant sur une longue observation clinique, ne soient pas titubantes au gré de tous les vents des théories médicales plus ou moins passagères.

S'il est, en effet, une affection qui ait subi au maximum les fluctuations des théories pathogéniques, c'est bien la goutte. Il n'entre pas dans notre cadre de faire l'historique de cette odyssée, mais nous pouvons constater que les conclusions des auteurs les plus autorisés se rapprochent toutes dans un sentiment commun de déception.

Chaque année nous apporte de nouvelles et intéressantes précisions physio-chimiques, en nous laissant les mêmes incertitudes pathogéniques.

Ces acquisitions plus ou moins expérimentales n'ont pas été sans provoquer des essais d'interprétations nosologiques qui, depuis le fil de Garrod, pour ne pas remonter plus haut, en passant à travers le laborieux métabolisme des nucléoprotéïdes, nous laissent sur la notion d'une intoxication où les purines jouent un rôle probable, mais encore impossible à définir.

Les différents stades de cette incertaine conquête ont été marqués, naturellement, par des éclosions de méthodes thérapeutiques et hygiéniques adéquates aux résultats momentanément acquis : nous avons vu les acides succéder aux alcalins dans la faveur publique, non moins que les médicaments uricolytiques aux substances inhibant l'uricopoïèse, non moins que les régimes apuriniques aux régimes alternativement spoliateurs et reconstituants.

Et cependant le dernier mot ne semble-t-il pas rester à l'hermodacte des anciens, au colchique, aidé des prescriptions hygiéniques de modération alimentaire et d'activité physique formulées avec opportunité suivant le potentiel organique individuel de chaque goutteux ? Ne dirait-on pas qu'après ce grand tour fait dans les laboratoires, le clinicien moderne reprend l'ordonnance de l'Ecole de Salerne, et, l'ayant reconnue judicieuse, la contre signe ?

Si j'ai rappelé ces faits, c'est que la médication hydrominérale a subi les mêmes vicissitudes correspondant aux mêmes causes.

C'est empiriquement que le podagre d'autrefois venait demander secours aux eaux bicarbonatées sodiques, comme en témoigne la statuette gallo-romaine caractéristique trouvée à Vichy et déposée au Louvre.

Lorsque l'uricémie domina toute l'histoire de la goutte, l'alcalinisation de l'organisme par les mêmes eaux fut le dogme incontesté de la pratique thermale.

Sans nous arrêter aux théories plus ou moins transitoires qui ont transformé périodiquement les conceptions pathogéniques de la goutte, les travaux remarquables sur les transformations des nucléoprotéïdes, sur l'évolution intraorganique des purines endogènes et exogènes, sur le rôle uricopoïétique et uricolytique des glandes à sécrétion interne, sur la fonction éliminatrice du rein, obligèrent à renoncer à des vues aussi simplistes que la neutralisation des humeurs acides par les eaux alcalines.

Déjà, bien avant ces constatations, Max. Durand-Fardel, dès 1861, écrivait que « si les eaux minérales ne s'adressaient qu'à la période terminale de la goutte et aux produits chimiques qui apparaissent alors, à titre de dissolvant ou de neutralisant, elles ne constitueraient qu'une médication d'un ordre tout à fait secondaire... Elles tendent à préserver de la goutte, ou à corriger la diathèse goutteuse, en maintenant l'intégrité de l'assimilation ou en rétablissant celle-ci troublée ».

Nous pourrions nous borner à constater combien cette formule se rapproche de ce que nous disons aujourd'hui, cinquante-trois ans après, quand nous parlons d'action sur la nutrition, et de modification du métabolisme défectueux des substances nucléïniques.

Mais les travaux innombrables publiés tant en France qu'en Allemagne, s'ils n'ont pas apporté de certitude thérapeutique, ont profondément troublé les médications consacrées.

Pour ce qui est de la médication hydro-minérale, Max Durand-Fardel, dans son classique *Traité des Eaux minérales*, édition de 1883, pouvait dire : « On ne connaît guère que trois stations thermales en Europe qui soient réputées pour la goutte ; Vichy, en France ; Wiesbaden, en Nassau ; Carlsbad, en Bohême. » Et il admire la sincérité de la médecine thermale d'alors, en constatant que, si quelques autres stations récl ment la goutte, à titre d'indication vague et secondaire, la plupart la passent sous-silence ou la rangent parmi les contre-indications. Elles se sont bien rattrapées depuis !

A titre de modificatrices de la nutrition, d'éliminatrices par la diurèse, de sédatives, toutes ou la plupart des stations hydro-minérales se croient en droit d'attirer chez elles le malheureux goutteux qui ne sait à laquelle entendre.

Il est vrai que la tendance contraire a entraîné dans un autre excès, au nom de théories plus ou moins discutables.

M. Joulie, en 1901, voyant dans le goutteux un hypoacide, prohibait toutes les eaux alcalines, par conséquent la presque totalité des eaux minérales : on sait sur quelle base peu solide repose son interprétation.

M. Guelpa, dernièrement, considérant les sels terreux comme propres à faciliter la précipitation des sels uratico-calcaires dans les tissus, regarde comme nuisibles au premier chef les eaux contenant des sels calciques et magnésiens.

Il se trouve que ces mêmes eaux, par lesquelles se font les cures dites de diurèse, sont les seules que conservent dans leur médication antigoutteuse les auteurs qui font jouer à l'insuffisance de l'élimination urinaire le rôle capital dans les phénomènes goutteux.

Dans une toute récente leçon publiée dans le *Progrès médical*, sur le traitement de la goutte, on ne trouve comme indication de cures thermales que la formule suivante : « L'été, vous prescrirez une cure dans une des stations suivantes : Vittel, Contrexéville, Martigny, Evian, Thonon, etc... » C'est peut-être un peu court !

Que fait-on alors des actions profondément modificatrices que reconnaissent à la médication hydro-minérale les thérapeutes les plus éminents, quand ils ont bien voulu étudier l'Hydrologie ? Action altérante, antidiathésique de nos prédécesseurs, action rectifiante de la nutrition, régularisante des échanges, modifiante du métabolisme organique, de nos contemporains : voilà quel est le plus beau rôle de cette médication. Il serait regrettable qu'il fût méconnu et qu'on ne conservât de l'arsenal hydrologique que l'action sur la diurèse, qui, toute précieuse qu'elle soit, dans l'espèce, ne saurait constituer le dernier mot du traitement hydrominéral de la goutte.

C'est au contraire l'action antidiathésique que nous devons, avant tout, chercher dans ce traitement, et si les stations dites de diurèse ont, à juste titre, une clientèle de goutteux, c'est que leurs eaux ne se bornent pas à éliminer, mais qu'elles ont aussi sur la nutrition une action qui rend durables les effets de la cure.

Avec les maîtres en Hydrologie, nous reconnaîtrons que les eaux qui ont la plus profonde action sur la nutrition, sur les états diathésiques, sont les bicarbonatées sodiques fortes, et les affirmations de Max Durand-Fardel et de Lécorché sur le rôle capital de Vichy dans le traitement de la goutte, sont aussi vraies aujourd'hui qu'il y a cinquante ans : on ne saurait contester cependant que les dernières générations médicales, peu instruites il est vrai des choses de l'hydrologie, et ébranlées par les discussions que nous avons rappelées plus haut, ont tendance à oublier cette action essentielle, pour ne retenir que les objections qui lui ont été faites, et se rabattre sur des indications secondaires.

De ces objections. la plus importante était la prétendue anémie alcaline qui menaçait des malades dont l'affection aurait tendance par elle-même à aboutir à un état cachectique bien connu. Je ne m'arrêterai pas à réfuter devant des médecins instruits une erreur dont de nombreux travaux ont fait justice depuis longtemps.

Les autres objections tiennent aux accidents qu'ont pu provoquer des cures mal conduites ou des indications mal posées. Il est évident qu'un usage abusif d'eau de Vichy en boisson, ou un mauvais choix des sources, de même que des applications balnéaires intempestives, sont de nature à provoquer des accidents fâcheux chez un goutteux, surtout s'il offre des troubles organiques cardio-vasculaires ou autres, qui sont par eux-mêmes des contre-indications absolues ou relatives.

Il faut bien savoir, en effet, que le traitement par les bicarbonatées sodiques fortes s'applique aux goutteux dont les manifestations articulaires sont franches, nettement fluxionnaires, séparées par des périodes de bonne santé apparente, malgré les troubles digestifs fréquents, les urines surchargées en acide urique et en urée : c'est le goutteux régulier, floride de nos pères, rentrant dans la modalité gastro-hépatique ou pancréatico-duodénale de M. Legendre, qui en a donné une description magistrale à laquelle nous ne saurions rien ajouter.

Comment la cure alcaline forte agit-elle sur l'élément diathésique ? C'est là une question qui n'est pas près d'être résolue ; ici, comme dans la plupart des questions de thérapeutique, l'observation clinique vaut mieux que les raisonnements de laboratoires et l'empirisme éclairé prime l'expérimentation.

Ce que nous savons des troubles digestifs chez le goutteux, de sa torpeur hépatique, de la déviation de son assimilation, nous permet cependant de comprendre l'action favorable d'une médication qui régularise manifestement les fonctions digestives et stimule spécialement la cellule hépatique. « Elle aide le processus digestif à réparer convenablement les produits de dislocation des nucléoprotéïdes et augmente le pouvoir uricolytique des tissus, surtout du foie. » (A. CHASSEVANT.)

Il va sans dire que les altérations cardio-rénales avancées, un état d'asthénie trop marqué, sont des contre-indications à une cure alcaline forte, qui « est d'autant mieux indiquée que la goutte est plus franche, plus régulière, plus dégagée de complications ». (Max DURAND-FARDEL.)

Toutes les stations bicarbonatées sodiques sont susceptibles des mêmes actions sur la goutte, en tenant compte que les eaux chaudes ont une action plus profonde sur l'organisme et plus adaptable aux troubles gastro-intestinaux, et que le degré de minéralisation inférieur peut trouver son indication dans l'état moins résistant, progressif ou passager, du malade.

Cette dernière condition constitue aussi une indication pour l'emploi des bicarbonatées mixtes, chlorurées et ferrugineuses comme Royat et Saint-Nectaire, ou bicarbonatées calcaires comme Pougues.

Dès que le goutteux présente des signes manifestes d'insuffisance d'élimination des produits toxiques qu'il fabrique en excès, les cures de diurèse s'imposent : sulfatées calciques magnésiennes comme le groupe des Vosges, Contrexéville, Martigny, Vittel ou oligométalliques comme Evian et Thonon, se prêtent à cette indication.

Ici, le goutteux n'est plus généralement le bon vivant qui ne souffre guère en dehors de ses crises : il se plaint d'essoufflement, de palpitations, il a un léger œdème, de l'hypertension ; ses urines sont chargées, quelquefois insuffisantes, son taux d'uricémie est supérieur à la normale, sa constante d'Ambard est mauvaise : c'est l'angionéphrétique de Legendre, l'artério-scléreux plus ou moins confirmé.

Il a pu autrefois bénéficier de la cure bicarbonatée sodique, mais il importe aujourd'hui d'activer l'élimination des purines au moins autant que d'en prévenir la formation.

Les sulfatées calciques d'ailleurs, si elles sont moins actives sur l'état diathésique que les bicarbonatées sodiques fortes, ne sont pas sans exercer, une action réelle sur la nutrition, qui les rend précieuses quand le goutteux débilité n'est pas en état de supporter une médication perturbatrice.

L'indication des cures de diurèse se pose d'autant plus que la gravelle coexiste ou alterne avec les manifestations goutteuses.

Si un goutteux qui observe les prescriptions hygiéniques et thérapeutiques qu'il convient voit le plus souvent s'espacer les crises douloureuses, et évite les complications graves de la maladie, il en est de nombreux qui, par mauvaise direction de leur vie ou par intensité de leur tare diathésique, tombent plus ou moins vite dans un état d'asthénie générale très caractéristique et trop connu pour que j'en retrace ici le tableau.

Les troubles trophiques se joignent alors aux déformations douloureuses des articulations plus ou moins ankylosées, pour faire du goutteux chronique un infirme dont la déchéance s'accentue progressivement. « Il s'agit moins dans ce cas de modifier la dyscrasie que de remonter l'état général, de calmer les douleurs, et de prévenir les complications viscérales. »

C'est alors qu'on peut demander aux chlorurées sodiques thermales le secours de leur balnéation tonique : il faudra cependant en user avec circonspection, en adaptant soigneusement l'énergie de l'agent thérapeutique au potentiel de résistance et au degré d'excitabilité du patient.

Bourbonne-les-Bains, Bourbon-l'Archambault, La Motte se prêteront admirablement à cette médication dans les formes nettement torpides. Si le goutteux d'hérédité et d'existence très nerveuse est particulièrement excitable et rentre dans la catégorie du neurotrophique de Legendre, la cure sédative qu'il trouvera à Bourbon-Lancy, Néris, Plombières, Luxeuil, etc., lui conviendra mieux.

L'emploi des sulfurées dans le traitement de la goutte a été contesté : d'une longue discussion qui eut lieu en 1888 à la Société d'Hydrologie, il semble résulter que leur usage réveille facilement les manifestations articulaires, et que, si des déterminations spéciales dans les voies respiratoires chez un goutteux indiquent formellement une cure sulfureuse, celle-ci devra être dirigée avec d'infinies précautions.

Cependant, il est une station sulfureuse, faiblement minéralisée, il est vrai, Aix-en-Savoie, qui jouit d'une réputation très grande parmi les goutteux, surtout de race anglo-saxonne. Nous remarquerons que la cure, dans cette station, consiste surtout en manœuvres externes, bains de vapeur, douches-massages, où l'élément minéralisateur spécial joue un rôle effacé.

Les médecins d'Aix ont d'ailleurs tendance actuellement à y préconiser plus volontiers la cure de lavage par une source locale hypo-minéralisée, que le traitement externe, chez les goutteux francs. « Cette cure externe trouve son application dans les cas de goutte rhumatismale où il y a, comme l'on dit, plus de rhumatisme que de goutte. » (MATHIEU.)

Cette réflexion peut s'appliquer aux cures de boues végéto-minérales telles qu'on les fait à Dax, Saint-Amand, Barbotan ou Balaruc : cette médication puissante contre les lésions diverses groupées sous le nom de rhumatisme chronique, peuvent rendre service dans les altérations des tissus péri-articulaires, tophus, déformations douloureuses, ankyloses plus ou moins complètes, séquelles des crises répétées de goutte où le rhumatisme prend une part encore indéterminée.

Quand le goutteux est arrivé à ce point d'anémie qu'il y ait lieu de craindre pour lui la réaction d'un traitement chloruré, les eaux ferrugineuses offrent une ressource parfois précieuse, à condition qu'on y évite, par une posologie prudente, toute poussée congestive.

Les cures toniques visant a remonter l'état général, ou celles qui ont pour objet l'amélioration locale des lésions de goutte chronique, auront d'ailleurs avantage à être associées, autant que possible, avec les cures de diurèse, car il ne faut pas oublier que le caractère d'atonie génèrale, d'anémie, de fatigue, est surtout dû, dans l'espèce, à la toxémie, qui est justiciable de ces dernières.

Le choix d'une cure hydrominérale, pour un goutteux, est, comme on le voit, chose délicate, car il y a goutteux et goutteux, et, de même qu'il ne saurait y avoir un régime alimentaire uniforme pour tous, il n'y a de bonne cure hydro-minérale que celle dont l'indication repose sur une connaissance approfondie du cas particulier auquel elle s'applique.

Le discrédit qui a pu exister pour cette médication, ou la confusion qui s'est établie dans ses indications, sont dus en grande partie à la difficulté qu'il y a souvent à délimiter le domaine de la goutte. Nous avons déjà vu combien les limites sont délicates à observer entre la goutte et ce qu'on appelle le rhumatisme, et une récente discussion à la Société de Médecine de Paris fait foi de la variété des interprétations auxquelles pourront donner lieu de semblables faits.

Il existe certainement des déterminations locales de la goutte sur les différents appareils organiques, qui constituent la goutte viscérale, tantôt coexistant avec des crises articulaires bien nettes, tantôt les remplaçant, tantôt se manifestant seules et n'ayant, pour les caractériser, que leur fugacité et le terrain sur lequel elles évoluent.

On pourra voir alors des troubles dyspeptiques, cardio-vasculaires, respiratoires, nerveux ou cutanés, disparaître à la suite de cures proprement antigoutteuses aux stations bicarbonatées fortes ou sulfatées calciques : mais il viendra un moment où ces troubles fonctionnels deviendront affections locales avec lésions plus ou moins marquées des tissus, et dès lors elles ressortiront aux stations spécialisées dans le traitement des affections digestives, circulatoires, rénales, etc.

Il faut aussi se méfier de la tendance qu'on peut avoir à attribuer à la diathèse elle-même tous les actes pathologiques « qui, survenant chez un goutteux, ne font tout au plus qu'emprunter à l'état constitutionnel quelques traits particuliers. » Les résultats thérapeutiques obtenus dans ces affections pourront faire illusion sur le caractère propre de la médication employée. De ce qu'une bronchite, un eczéma, une entérite évoluant chez un goutteux, ont été améliorés par des cures effectuées dans des stations spécialisées dans le traitement de ces affections, s'ensuit-il que de telles cures ont agi favorablement sur le principe goutteux ? Rien ne le prouve.

Beaucoup de ces stations peuvent présenter des observations de goutteux qui, venus pour y soigner des affections quelconques, ont supporté un traitement, qui semblait d'autre part contre-indiqué pour la goutte, sans en éprouver d'inconvénients et même ont pu en retirer quelque amélioration de leur état goutteux.

Ce n'est pas là, me semble-t-il, une raison suffisante pour en déduire une indication, et je dirai, avec Max Durand-Fardel : « Il ne s'agit pas seulement de savoir si un traitement thermal particulier peut être adapté à un cas donné, mais quel est le traitement thermal le mieux approprié à celui-ci. »

Voilà pourquoi j'ai limité à un nombre relativement restreint les stations que je considère comme réellement indiquées pour le traitement de la goutte, alors que, ainsi que je l'ai dit plus haut, la plupart des stations hydro-minérales se rangent elles-mêmes dans cette catégorie.

Plus une spécialisation est étroite, plus elle a de chances d'être précise ; mais, en réalité, il n'y a pas de médication spécifique de la goutte, en dehors du colchique, qui ne s'adresse d'ailleurs qu'à la manifestation aiguë momentanée et nullement au principe diathésique dont il ne modifie en rien l'évolution.

La médication hydro-minérale n'a pas, dans l'espèce, plus de spécificité, et quand je la qualifie d'antigoutteuse, je veux dire qu'elle exerce une action profonde sur la disposition vicieuse de l'organisme qui fait la goutte, en modifiant les phénomènes intimes de la nutrition par son intervention complexe sur les actes qui président à la digestion (surtout les actes hépatiques), à la sécrétion urinaire, aux fonctions de la peau.

Ces actions peuvent s'exercer, nous l'avons vu, par diverses familles d'eaux minérales, suivant les espèces et les périodes d'évolution de la goutte : il va sans dire que toutes les eaux appartenant aux mêmes groupes que celles que j'ai choisies comme types. participeront aux mêmes actions, et pourront être préférées suivant des conditions de convenances personnelles : topographie, climat, organisations.

Voulant me borner à établir les principes de cette médication, j'ai de propos délibéré évité de donner une nomenclature complète des villes d'eaux qui s'y rattachent : on trouvera cette nomenclature dans tous les formulaires spéciaux, dont quelques-uns, très scientifiquement rédigés, se sont appliqués à n'omettre aucune station aussi bien française qu'étrangère.

Nombre d'hydrologues sont d'avis que les cures hydrominérales dirigées contre la goutte doivent être effectuées exclusivement par la boisson, les pratiques balnéaires ayant souvent pour effet de réveiller les crises de goutte aiguë : telle est, en effet, la tendance dans les stations comme les bicarbonatées sodiques et les sulfatées calciques, où le traitement interne constitue le mode d'action capital.

Mais il n'en est plus de même dans les stations chlorurées sodiques, sulfureuses ou indéterminées hyperthermales, où la balnéation est la pratique essentielle et presque exclusive de la cure. Ce n'est pas que les médecins de ces dernières stations méconnaissent le réveil possible de l'acuité goutteuse, car ils le considèrent même comme une évolution parfois favorable chez la catégorie de malades qui leur est dévolue, goutteux torpides dont les organes chroniquement congestionnés et plus ou moins lésés, sont susceptibles, suivant l'antique conception de la diathèse, d'être dégagés par la survenance d'une attaque de goutte aiguë, légitime.

Je dois reconnaître que j'ai eu maintes fois l'occasion de voir à Vichy même des goutteux, vieux habitués de la station, qui n'auraient jamais cru leur cure complète et efficace s'ils n'avaient pris leurs 21 bains minéraux, et qui, depuis de longues années, supportaient cette épreuve en toute sécurité.

Malgré cet exemple, il me semble que le goutteux qui en est encore à la période des crises aiguës, et est susceptible de réactions, ressortit à la cure de boisson à laquelle on n'ajoutera que très prudemment les interventions physiothérapeutiques appropriées à son état. La balnéation et autres pratiques externes seront réservées aux formes torpides, atoniques, où le réveil de manifestations aiguës serait moins à craindre et pourrait même, dans certaines conditions, constituer un processus favorable.

Je n'entends parler ici, bien entendu, que de pratiques externes où la qualité de l'eau employée est le facteur principal des actions thérapeutiques cherchées : les bains de vapeurs, les douches, les massages et autres pratiques usuelles dans la plupart des stations, sont autant d'agents physiques qui doivent faire, dans ce Congrès, l'objet de rapports spéciaux : ils ne participent à la cure hydrominérale, dont j'ai à traiter ici, qu'en tant qu'éléments adjuvants.

Il n'est plus possible aujourd'hui de parler de l'action des eaux minérales sans faire intervenir la radio-activité : certains auteurs, allemands surtout, ont supposé que l'action favorable des eaux minérales sur la goutte pourrait bien tenir aux émanations radio-actives dont elles sont chargées : le rapport qui doit être lu au Congrès sur le radium et les émanations dans le traitement de la goutte nous dira les effets obtenus dans les émanatoriums qui fonctionnent déjà dans beaucoup d'établissements.

Je ne saurais, pour ma part, trop protester contre la tendance qu'on a à attribuer aux principes radio-actifs les actions capitales des eaux minérales : nous ignorons encore presque tout des propriétés thérapeutiques de la radio-activité, en dehors d'une action sédative qui est assez probable. Or, dans l'espèce, la clinique thermale nous montre à l'évidence que ce sont les eaux les plus caractérisées au point de vue de leur composition chimique et, d'autre part, peu riches en principes radio-actifs, qui donnent les résultats les plus marqués et les plus durables dans la modification profonde de la diathèse goutteuse.

Je dois, en terminant, parler de la question d'opportunité des cures thermales dans la goutte : tous les auteurs sont d'accord pour prescrire les cures en dehors des époques où le goutteux a coutume de subir des crises aiguës et à distance aussi grande que possible du dernier accès. Dans la goutte chronique, ces derniers étant plus rares et même ayant parfois complétement disparu, la cure pourra être effectuée suivant les convenances personnelles.

L'âge n'est pas une contre-indication, tant que le système circulatoire n'est pas trop insuffisant et la cachexie trop marquée. L'enfant qui présente des antécédents héréditaires nettements goutteux et dont les jeunes années offrent le tableau de l'arthritisme infantile, devra aussitôt que possible être soumis aux cures hydro-minérales dont la spécialisation s'adapte à ses différents troubles fonctionnels : ce sera le plus sûr moyen de corriger, dans l'avenir, cette diathèse et d'empêcher ou de retarder l'apparition des accidents goutteux qui le menacent.

Issoudun. — Imprimerie H. Gaignault, 23, rue Victor-Hugo.

www.ingramcontent.com/pod-product-compliance
Ingram Content Group UK Ltd.
Pitfield, Milton Keynes, MK11 3LW, UK
UKHW020232200726
13856UKWH00004B/1726